AF402414

QUELQUES VÉRITÉS

SUR LA

MANIÈRE ACTUELLE DE REMPLACER LES DENTS

LE BON SENS

EN

PROTHÈSE DENTAIRE

PAR

E. ANDRIEU

Docteur en Médecine de la Faculté de Paris,
Médecin spécial des maladies de la bouche,

CHIRURGIEN-DENTISTE,

Collaborateur et successeur

Du Dʳ DELABARRE, chevalier de la Légion d'Honneur et du Christ de Portugal,
Médecin-Dentiste de l'hospice des Enfants trouvés.

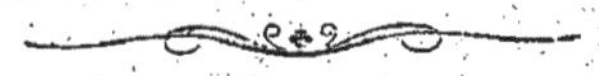

PARIS

A. COCCOZ, LIBRAIRE-ÉDITEUR,

RUE DE L'ÉCOLE-DE-MÉDECINE, 30 ET 32.

1865

Paris. — A. PARENT, Imprimeur de la Faculté de Médecine, rue Monsieur-le-Prince, 31.

AVANT-PROPOS

L'abus que l'on fait chaque jour du titre de dentiste, abus favorisé d'ailleurs par le silence de la loi à l'égard de notre profession, a toujours révolté la conscience des praticiens honnêtes.

Aujourd'hui, le mal est pire que jamais ! Faut-il encore laisser aller les choses telles qu'elles sont sans protester ? Vaut-il mieux, au contraire, initier le public aux indignités qui déshonorent notre profession et lui dire enfin toute la vérité sur la valeur de ces annonces et prospectus mensongers dont l'unique but est de tromper sa bonne foi ?

Cette seconde manière d'agir nous semble la meilleure.

L'année dernière, déjà, nous nous étions adressé à M. le ministre de l'instruction publique, au doyen de l'École de médecine et aux autorités, pour obtenir une réforme à cet état de choses (1).

____

(1) Voici la lettre que nous avions adressée à chacun des membres du Sénat et du Corps législatif à propos du projet de loi envoyé pré-

Aujourd'hui, c'est au public lui-même que nous en appelons, à tous ceux enfin dont l'influence peut nous aider à arriver à ce but.

---

cédemment au ministre de l'instruction publique, projet de loi longuement motivé et ainsi conçu :

1° A l'avenir tout dentiste devra justifier du titre de docteur en médecine ;

2° Il sera créé à la Faculté de médecine de Paris une chaire spéciale des maladies de la bouche et de l'art dentaire.

« Monsieur,

« Nous ne saurions trop appeler votre attention sur ce projet de loi que nous avons adressé à M. le ministre de l'instruction publique.

« Aujourd'hui que l'on exige des preuves de capacité de tout homme appelé à remplir les fonctions même les plus infimes ; aujourd'hui que l'exercice de la médecine et de la chirurgie est interdite à tous ceux qui ne sont pas munis d'un diplôme leur donnant droit à la confiance publique, on ne conçoit pas que *le premier venu puise à sa guise et sans inquiétude ouvrir un cabinet de dentiste.*

« Certes, depuis le temps où la chirurgie était abandonnée aux barbiers et aux rebouteurs, où l'art du dentiste ne consistait que dans l'extraction des dents sur la place publique, cet art a fait d'immenses progrès, et les connaissances médicales qu'exigent les soins de la bouche font que de nos jours le dentiste est un véritable médecin.

« L'art dentaire est une spécialité aussi importante que celle des yeux ou des oreilles, et il suffit, pour se convaincre de cette réalité, de réfléchir un instant aux fonctions de la bouche.

« Sans insister sur l'utilité de cette partie du corps pour l'ornement du visage, pour l'exercice de la parole, pour la mastication et par suite pour la nutrition, nous nous contenterons de dire que, lorsqu'elle souffre, tout l'organisme s'en ressent et que la vie même peut être mise en danger.

« Il faut donc que le praticien qui s'en occupe ait fait, outre les études propres à sa spécialité, celles qui sont communes aux autres médecins : *il faut de toute nécessité qu'il soit docteur en médecine.*

« De cette manière, on ne verra plus comme aujourd'hui des tailleurs, des chapeliers, des cordonniers, ne connaissant pas les pré-

Peut-être nos efforts seront-ils vains? Mais au moins nous aurons la satisfaction d'avoir accompli ce que nous regardons comme un devoir.

A chaque coin de rue, on distribue aux passants des prospectus émanant de soi-disant dentistes qui promettent des merveilles à ceux qui les lisent :

« Dents à cinq francs garanties vingt ans !

« Dentiers complets en six heures ; légèreté, solidité, mastication réunies ! Avis aux étrangers !

« Plus d'extractions !...... Pose des dents artificielles sans extraction ni limage de racines !.....

« Plus de ressorts qui écorchent les joues, pressent sur les gencives et rendent les dentiers intolérables !

---

mières notions de l'art médical, s'intituler de par leur propre volonté dentistes et en imposer au public.

« On ne verra plus ces grosses dents de tôle affichées dans les rues et cette supercherie honteuse de certains mécaniciens dentistes qui inscrivent en grosses lettres sur leur porte : Mr DENTISTE, ce qui, pour le public, veut dire *médecin dentiste* et en réalité ne signifie que *mécanicien dentiste.*

« On ne verra plus ces dentistes étrangers, abusant de la liberté dont ils jouissent dans leur pays, se créer pour eux-même *un petit titre de docteur* et conserver ce titre en France, *où on ne l'obtient qu'après des études profondes et des examens sérieux.*

« En un mot, l'art du dentiste offrira toutes les garanties que l'on a le droit d'attendre d'hommes instruits et d'une profession qui s'occupe de la santé publique, et il rentrera définitivement dans le sanctuaire de la médecine, dont il n'aurait jamais dû être séparé.

« C'est là le but de nos efforts, et tant que nous ne l'aurons pas atteint, nous invoquerons l'appui des corps savants, du Sénat, du Corps législatif et de toutes les personnes dont l'influence peut contribuer à la réalisation d'un progrès d'une si haute importance.

« Veuillez agréer, etc. »
Dr ANDRIEU.

« Plus d'or, plus de platine, plus de métaux qui blessent la bouche !......

« Plus de dents humaines répugnantes, plus d'hippopotame dont la substance se corrompt, donne de l'odeur et engendre des maladies !

« Dents incorruptibles !..... Dents inaltérables ! Appareils de toutes espèces aux prix les plus modérés ! »

Et le public affriandé par de si jolies promesses se laisse tenter; il court chez le célèbre dentiste et se livre à ses soins.

Mais qu'arrive-t-il à ceux qui sont assez crédules pour en essayer ?

Après avoir porté pendant un ou deux jours les appareils faits dans ces conditions ; après les avoir endurés avec des souffrances parfois horribles, ils se voient forcés de les abandonner pour ne plus s'en servir.

Ils peuvent, il est vrai, en être quittes pour de simples écorchures ou un peu d'irritation de la muqueuse buccale, mais le plus souvent ils sont pris d'une inflammation assez considérable pour réclamer l'intervention du médecin.

Alors, ou bien ils accusent, non l'impéritie de l'homme qui les a dupés, mais l'art dentaire lui-même qui ne peut leur rendre aucun service ; ou bien, et ceux-là sont les plus raisonnables, ils s'en prennent à leur propre crédulité et jurent, mais un peu tard, de ne plus se laisser tromper.

Jusque-là, il n'y aurait encore que demi mal, si le malheur des uns pouvait en préserver les autres, mais c'est qu'il n'en est pas ainsi !

On ne raconte pas volontiers à son voisin que l'on a besoin de fausses dents, et l'on se garde bien de dire que l'on a été dupé !

Ah ! si tous ceux qui ont été ainsi le jouet des charlatans le proclamaient, nous n'aurions pas besoin de demander aujourd'hui la révision de la loi à l'égard de notre profession.

Malheureusement pour nous, nos œuvres sont de celles que l'on cache soigneusement, et notre principale habileté consiste à opérer de manière à ce que l'œil le plus curieux ne puisse pas même voir la plus petite trace de nos opérations.

Aussi, n'arrivons-nous à cette réputation honnête et méritée à laquelle doivent aspirer tous les médecins consciencieux qu'après une longue suite de travaux dont quelques-uns seulement, s'ils étaient divulgués, suffiraient pour mettre en vogue le plus ignoré des praticiens.

Il faut donc nous résigner à invoquer le bon sens du public pour mettre un terme à ce charlatanisme éhonté, et c'est là le but que nous nous proposons en publiant cette brochure.

Nous serons heureux si les quelques vérités qui y sont exposées peuvent en dire assez pour empêcher nos lecteurs de se faire exploiter par tous ces intrigants qui ne cherchent qu'à abuser de la crédulité publique !

CONSIDÉRATIONS GÉNÉRALES

SUR

LA PROTHÈSE DENTAIRE

Quelle que soit la cause de la perte des dents, accident, maladie ou incurie, il n'en est pas moins vrai que la destruction de ces organes entraîne à sa suite des inconvénients assez graves pour qu'il soit nécessaire de les remplacer.

Le remplacement des dents se nomme *Prothèse dentaire*.

A aucune époque ce remplacement n'a été aussi fréquent que de nos jours. Cela tient-il à la vulgarisation des procédés de la prothèse ou plutôt à ce que l'on a de moins bonnes dents aujourd'hui qu'autrefois ? Nous croyons bien que cela tient à ces deux causes; mais nous pensons, et nous avons démontré dans un précédent ouvrage (1), que cela tient surtout à la seconde.

Ce n'est pas d'ailleurs ici que nous voulons résoudre de nouveau cette question ; le fait seul de la fréquence extrême des applications de la prothèse nous intéresse en ce moment.

---

(1) *Conseils aux parents sur la manière de diriger la seconde dentition de leurs enfants.* In-8, 1865. (Coccoz, éditeur.)

La prothèse dentaire se compose de plusieurs parties distinctes que nous allons énumérer :

1° Visite de la bouche et combinaison de l'appareil ;

2° Préparation de la bouche et empreinte ;

3° Fabrication de l'appareil ;

4° Pose de l'appareil et soins consécutifs.

Ces diverses parties tendent toutes au même résultat ; mais elles n'ont pas la même importance et exigent des connaissances bien différentes, comme l'on peut en juger par les détails qui suivent.

Visite de la bouche et combinaison de l'appareil. — Rien n'est plus important que cette visite ; car c'est du jugement que porte le dentiste sur l'état de la bouche que dépend le succès de la pose des fausses dents.

Tout d'abord le dentiste doit se rendre compte de l'opportunité de l'appareil et peser dans sa conscience si le patient en a réellement besoin ; si les désagréments que celui-ci pourra en éprouver ne seront pas pires que les inconvénients qui résulteraient pour lui de la privation de ses dents ; si enfin les services qu'il doit en attendre seront suffisants pour compenser les petits ennuis, le plus souvent inséparables de la pose des appareils prothétiques.

Il doit ensuite, d'après l'état de la muqueuse buccale, d'après la qualité, la résistance des points d'appui, d'après la sensibilité plus ou moins vive du système nerveux du patient, combiner dans son esprit le plan de son travail ; il doit étudier quelle substance devra être employée, quel mode d'attache sera le plus sûr et le plus commode, quel système, en un mot, devra être préféré.

C'est après cette étude seulement qu'il peut énumérer à son client les avantages ou les défauts probables de l'appareil qu'il se charge de lui faire ; qu'il peut lui déclarer quelles sont les difficultés plus ou moins grandes qu'il éprouvera à s'accoutumer aux fausses dents dans les premiers temps de leur usage.

Enfin, c'est dans cette première visite qu'il doit se montrer médecin avant tout, mais médecin consciencieux et prudent.

Préparation de la bouche et empreinte. — Il est rare que la bouche soit immédiatement, et sans quelques opérations préliminaires plus ou moins importantes, disposée à recevoir un appareil de fausses dents. Il y a des racines à extraire, à couper ou à limer, de petites inflammations locales à guérir, des dents à nettoyer, à aurifier, etc., en un mot, une préparation de la bouche à exécuter, préparation plus ou moins délicate, plus ou moins longue, mais qui est entièrement du ressort de la chirurgie.

Lorsqu'elle est achevée, il ne s'agit plus que de prendre l'empreinte de la bouche pour en obtenir ensuite un modèle exact en plâtre, et de choisir la nuance et la forme des dents.

Fabrication de l'appareil. — Tout ce que nous venons d'indiquer se passe dans le cabinet du dentiste; c'est dans son atelier maintenant que se continue le travail. Si le modèle est bon et que le mécanicien soit habile, il est probable que la pièce ira bien. Mais il faut que la pièce s'adapte parfaitement à toutes les sinuosités de ce modèle; car, s'il n'en est pas ainsi, le moindre défaut saillant sur le plâtre est considérablement augmenté dans la bouche. La chose la plus essentielle est donc que le modèle soit parfait; le reste de la construction de l'appareil est affaire de mécanicien.

Que le dentiste soit bon mécanicien lui-même ou qu'il ait de bons mécaniciens à son service, le travail sera toujours aussi bien fait, puisque le modèle est le même pour lui que pour les autres.

Pose de l'appareil et soins consécutifs. — Mais l'appareil terminé va parfaitement sur le modèle, et il ne reste qu'à le poser dans la bouche. Ici recommence le rôle du chirurgien. Quelque finement ajustée que soit la pièce, il est rare qu'il n'y ait pas quelques retouches à lui faire : des crochets à serrer, des pointes trop aiguës à arrondir, des aspérités à égaliser, la forme du bord tranchant des dents à modifier, en un mot toutes ces petites opérations délicates qui donnent aux fausses dents, avec le dernier perfectionnement, la grâce et le naturel. C'est dans ces détails surtout que le dentiste doit être minutieux; car ce n'est plus sur un morceau de plâtre qu'il opère, c'est sur la muqueuse buccale, c'est-à-dire sur un organe vivant, sensible et quelquefois intolérant. Que de précautions ne faut il donc pas qu'il prenne pour ne pas léser les gencives, le palais ou les joues, pour éviter enfin toutes les petites inflammations dont ces parties deviennent si facilement le siége lorsqu'elles sont en contact avec des appareils plus ou moins rigides, plus ou moins durs, et auxquels, à coup sûr, la nature ne les avait pas préparées !

En résumé, l'on peut voir par cet exposé que des quatre parties principales dont se compose la prothèse dentaire, trois sont du ressort de la médecine et de la chirurgie, et une seule de la mécanique.

Cherchons maintenant quelles sont les personnes les plus aptes à les pratiquer, et par conséquent celles qui ont le plus de droit à la confiance publique.

Comment on devient dentiste.

Il y a trois manières de devenir dentiste, manières qui correspondent à trois degrés parfaitement distincts pour les initiés de la profession, mais qui n'en forment qu'un pour le public, sous le titre commun de *dentiste*.

Ces trois degrés sont :

1° Le mécanicien dentiste ;
2° Le médecin dentiste ;
3° Le docteur dentiste.

Dans le premier cas (*mécanicien dentiste*), un ou-

vrier coutelier, serrurier, chaudronnier, chapelier
et, le plus souvent, bijoutier, n'est pas satisfait du
salaire que lui donne son état. Il sait se servir
plus ou moins bien de ses dix doigts, et se croit
capable de tout entreprendre. Il a entendu parler
de la profession de dentiste comme d'un état lu-
cratif et qui n'exige, *de par la loi*, aucune étude
préalable; d'ailleurs, il connaît quelques-uns de
ses camarades qui se sont faits dentistes, et qui
réussissent très-bien; pourquoi ne se ferait-il pas,
lui aussi, dentiste?

Poussé par son ambition, il entre comme apprenti dans l'atelier d'un dentiste connu, il y tra-
vaille quelques mois et finit par y puiser les
premières notions de la fabrication des pièces artificielles. Dans ses moments de loisir, il arrache
quelques dents gratis à de malheureux domestiques
ou ouvriers, à qui il fait croire qu'il tient le cabinet de son maître, et, un beau jour, quittant
l'atelier, il s'établit à son compte, c'est-à-dire qu'il
pend à sa porte un écriteau énorme, avec la sus-
cription en grosses lettres :

*** Mⁿ DENTISTE, élève de M. ***

Il a un cabinet, un fauteuil, quelques instruments
et paie d'audace. Qu'il opère bien, qu'il opère mal,
peu importe !... Pourvu qu'il soit un peu hâbleur,
qu'il fasse des annonces et qu'il sème des milliers
de prospectus, il trouve toujours des crédules à
estropier et se fait quelquefois une assez bonne

clientèle ; tant pis pour ceux qui s'y laissent prendre !.....

Dans le deuxième cas (*médecin dentiste*), un tout
jeune homme entre comme apprenti-mécanicien,
dans l'atelier d'un dentiste en réputation ; il sort
des bancs de l'école communale et se destine à être
dentiste. Il s'initie peu à peu à tous les secrets de
la prothèse mécanique, il devient adroit dans l'art
de fabriquer les pièces de fausses dents et, après
avoir passé par les différents degrés d'habileté de
son atelier, il devient d'apprenti, troisième, second
mécanicien, et enfin chef d'atelier. Alors, s'il se
contente de cette position, lucrative du reste, puisque, souvent, elle comporte les appointements
d'un chef de bureau dans un ministère, il reste
simplement mécanicien dentiste. Si, au contraire,
il a le désir d'arriver plus haut, alors il s'instruit
dans ses moments de loisir ; il suit le plus possible
les cours de l'École de médecine, la clinique des
hôpitaux, s'exerce aux opérations que l'on pratique dans la bouche, et, après plusieurs années
d'études, finit par se faire recevoir officier de
santé.

C'est seulement lorsqu'il a obtenu ce diplôme,
qu'il peut mettre sur sa porte : *Médecin dentiste.*

Il sait ce que c'est que la bouche, il a des notions anatomiques suffisantes, il est initié à la pa-
thologie médicale et chirurgicale, et bien qu'en
général il ne soit pas de première force sur l'art
médical, il en sait cependant assez pour mettre ses

clients à l'abri des accidents. Il est, en un mot, digne de leur confiance.

C'est d'ailleurs ainsi que se forment la plupart des dentistes modernes.

Dans le troisième cas (*docteur dentiste*), un élève en médecine qui a fait toutes ses classes, qui est bachelier ès lettres, bachelier ès sciences, suit les cours de l'École, passe ses examens jusqu'à ce qu'il soit reçu docteur: absolument comme s'il voulait exercer la médecine générale. Mais ses goûts, ses aptitudes le portent plus particulièrement vers une spécialité, celle des maladies de la bouche par exemple. Alors il se livre plus minutieusement à cette étude, il s'exerce dans les hôpitaux à toutes les opérations chirurgicales qu'il devra pratiquer dans sa clientèle; il entre, non plus comme apprenti, mais comme élève, dans l'atelier d'un dentiste distingué, qui lui enseigne tous les secrets de son art et qui, en un an, lui en apprend plus qu'il n'aurait pu en apprendre en dix s'il n'avait été livré qu'à ses propres ressources. Il s'habitue ainsi à mettre la main à la pâte et à faire au besoin tout ce que comporte la partie mécanique de son art. D'ailleurs, comme il est instruit, qu'il a appris dans ses études antérieures plus de physique et de chimie qu'il ne lui en faut pour être dentiste, comme il sait se servir de ses doigts, puisqu'en chirurgie il a fait des opérations, le plus souvent plus difficiles et plus délicates que celles que l'on pratique dans la bouche, il est bientôt au courant de tout ce qu'il doit savoir pour tenir un cabinet et diriger un atelier de dentiste. Il finit par s'établir lui-même *docteur dentiste*. Il devient médecin spécialiste des maladies de la bouche et dentiste, absolument comme on devient médecin des maladies des yeux, oculiste.

De la description que nous venons de faire des trois manières de devenir dentiste, nous pouvons tirer cette conséquence que, dans notre profession, ces trois degrés correspondent au trois modes d'exercice de la médecine générale : *rebouteur, officier de santé, docteur en médecine.*

Le docteur dentiste, par suite, est le premier dans cette espèce de hiérarchie, mais nous ajoutons que, lui seul, devrait avoir le droit d'exercer la chirurgie dentaire. Lui seul, en effet, déjà habitué à des opérations chirurgicales minutieuses par sa pratique antérieure, peut avoir la main assez légère, assez accoutumée à être en contact avec des parties, parfois très-susceptibles, pour faire délicatement toutes les opérations que l'on pratique dans la bouche ; lui seul sait maintenir doucement, adroitement les lèvres, pendant qu'il opère dans la cavité buccale ; sait les préserver sans les fatiguer des atteintes de la lime ou des piqûres et écorchures produites par d'autres instruments ; lui seul en un mot est apte à opérer sur des organes vivants.

Et qu'on ne nous accuse pas d'exagérer !... Il n'est pas de jour où l'on ne nous dise, en parlant de tel ou tel dentiste cependant en vogue : « Il est brutal..., il a la main lourde..., il m'a écorché les lèvres, les joues, etc. » Et comment pourrait-il en être autrement ? Comment l'homme qui n'a jamais travaillé qu'à l'atelier, à la cheville, comme on dit vulgairement ; qui se sert continuellement d'un énorme et lourd marteau pour estamper des plaques d'or ou de platine, qui creuse l'hippopotame à coups d'échoppe ; l'homme enfin qui, dans son travail, a toujours pour point d'appui un modèle en plâtre, en zinc ou en bronze, ou un établi en chêne ; comment pourrait-il conserver cette souplesse, cette délicatesse de main que le client sait parfaitement apprécier et qu'il recherche quelquefois avant tout.

Il est vrai que le mécanicien devenu médecin dentiste arrive quelquefois à opérer convenablement, mais ce n'est qu'après une longue pratique, après de longs essais sur de pauvres patients qu'il met à l'épreuve ; et encore est-il toujours facile de distinguer sa manière de faire de celle du docteur dentiste.

Quant à celui qui est simplement mécanicien, il ne devrait, pour ainsi dire, jamais sortir de l'atelier. Il manque parfois de l'instruction première que l'on exige de tout homme qui tient une certaine position sociale, et par cela même se trouve bien plus à l'aise au milieu de ses camarades qu'en face du client. Restant dans sa sphère, il peut s'y perfectionner et devenir un mécanicien de premier ordre, tandis qu'il ne deviendra le plus souvent qu'un pauvre opérateur. Son rôle, quoique subordonné à celui du docteur, n'en a pas moins son importance, puisque la perfection de son travail vient aider à la perfection des appareils combinés par le chirurgien.

Tous nos dentistes les plus éminents ont eu le diplôme de docteur en médecine : Toirac, Delabarre, Oudet, etc., ont eu ce grade, et si tous, de nos jours, étaient forcés de l'avoir, on verrait bientôt tous les abus dont nous avons parlé cesser d'eux-mêmes, et notre profession réhabilitée garder parmi les meilleures spécialités médicales la place honorable qu'elle aurait toujours dû avoir.

Des matières employées en prothèse dentaire.

Parmi les matières employées en prothèse dentaire, il faut distinguer celles dont sont composées les dents et celles qui font la base des montures.

DENTS ARTIFICIELLES.

Les dents artificielles sont de trois sortes : les dents humaines, les dents d'hippopotame et les dents minérales (il est bien entendu que nous ne nous occupons que des dents employées de nos jours).

Dents humaines. — Les dents humaines ou naturelles servent parfaitement à remplacer les dents perdues, et, lorsqu'elles sont bien posées, elles peuvent, pendant un certain temps du moins, tromper l'œil le plus scrutateur.

Elles conservent durant quelques années leur nuance, leur transparence ; puis se ternissent, se carient, se ramollissent, et enfin tombent en détritus.

Alors elles donnent de l'odeur, rendent la bouche pâteuse et deviennent répugnantes.

Malgré ces inconvénients, qui n'arrivent que lorsqu'on ne les renouvelle pas assez tôt, les dents humaines rendent de grands services, car ce sont encore elles qui imitent le mieux la nature.

Dents d'hippopotame. — Ces dents, sculptées dans des blocs provenant des défenses d'hippopotame, et qui ont été quelque temps en vogue sous le nom de *dents osanores*, quelque bien travaillées qu'elles soient, imitent rarement bien la nature.

D'ailleurs elles ont, mais à un plus haut degré encore, les inconvénients des dents humaines. Comme elles sont privées d'émail, elles absorbent rapidement les liquides de la bouche ; elles s'altèrent promptement et finissent par prendre une odeur très-fétide ; cependant, malgré ces défauts, l'hippopotame est encore employé en prothèse dentaire, mais plutôt pour faire des montures aux dents naturelles que pour constituer les dents elles-mêmes.

Dents minérales. — Les dents minérales, composées d'une pâte de porcelaine appropriée, imitent parfaitement la forme et la couleur des dents naturelles. Elles sont inaltérables dans les liquides de la bouche et ne prennent jamais d'odeur ; elles sont donc avantageuses sous ce rapport, mais elles ont d'autres défauts qui font que, dans certains cas, il ne faut pas les employer : ainsi elles sont fragiles, cassantes, et, lorsqu'elles sont montées de manière à former un dentier complet, elles produisent, au moment du choc des deux mâchoires, un cliquetis parfois très-désagréable.

En somme, ces trois sortes de dents ont chacune leurs qualités et leurs inconvénients, et cependant on peut avec elles faire des pièces parfaites : la difficulté ne réside que dans le choix que l'on en fait d'après l'état de la bouche et d'après la tolérance du patient ; il est même utile quelquefois d'employer pour la même pièce deux espèces de dents, et le résultat de cette association est préférable à celui que l'on obtiendrait en ne se servant que d'une seule espèce : cela dépend des individualités, et le dentiste peut seul en être juge.

MONTURES DES DENTS ARTIFICIELLES.

Les substances qui servent à fabriquer les montures des dents artificielles sont : certains métaux (or et platine), le caoutchouc vulcanisé et l'hippopotame.

La manière dont les dents sont montées sur ces

substances importe peu au client, c'est l'affaire du mécanicien; ce qui lui importe avant tout, c'est que la pièce soit facilement supportée, jolie, légère et solide.

Métaux. — L'or et le platine sont inaltérables dans la bouche; ils forment des montures solides dont la légèreté dépend du plus ou moins d'épaisseur des plaques; ils n'ont jamais d'odeur et sont en général bien tolérés, surtout à la mâchoire supérieure; ils adhèrent d'ailleurs assez facilement à la muqueuse, parce qu'ils se laissent rapidement mouiller par la salive; ce sont donc deux métaux précieux pour la prothèse dentaire; cependant, appliqués à la mâchoire inférieure, ils ont quelquefois le défaut de pénétrer par leurs bords dans les gencives et d'y produire des écorchures, et par suite de l'inflammation. Cela tient, d'une part, à ce que, contrairement à ce qui arrive pour la mâchoire supérieure, où les pièces, entraînées par leur poids, ont une tendance à s'éloigner des chairs, les pièces du bas, pressant continuellement sur les gencives, tendent à les déprimer, et, d'autre part, à ce que les rebords de ces pièces, quelque arrondis, quelque polis qu'ils soient, ont toujours peu d'épaisseur, et par conséquent sont un peu coupants. Mais ce résultat, fréquent chez les personnes qui portent pour la première fois des fausses dents et chez lesquelles les gencives s'affaissent à l'endroit où porte la pièce, tandis que la chair forme comme un rebord autour du métal, est presque nul chez les personnes qui portent des pièces depuis longtemps et dont les gencives affaissées sont fermes et résistantes.

Caoutchouc vulcanisé. — Le caoutchouc vulcanisé, que l'on préconise tant en ce moment à grands renforts de publicité, et sous des noms plus ou moins excentriques, a des inconvénients sérieux. Il n'est pas entièrement inaltérable comme on le dit, et finit même à la longue par prendre de l'odeur. Il n'est pas extrèmement doux sur les gencives, puisqu'il est passé pour ainsi dire à l'état de pierre lorsqu'il est vulcanisé; enfin, et c'est là son plus grand défaut, il n'est pas tout d'abord mouillé par la salive qui fait à sa surface ce que fait l'huile sur l'eau. Il ne peut donc pas adhérer de suite intimement à la muqueuse, et ce n'est que lorsqu'il est recouvert d'une couche plus ou moins épaisse de mucus que l'adhérence devient suffisante. Chaque fois qu'on le nettoie à fond, et que par conséquent on enlève cet enduit muqueux (ce que l'on est obligé de faire souvent, parce que le mucus putréfié prend promptement une odeur répugnante), il faut faire de grands efforts de succion pour provoquer cette adhérence qui ne devient de nouveau parfaite que lorsque la pièce est sale.

D'ailleurs, lorsque le caoutchouc est employé en monture mince et légère, il n'est pas solide; lorsqu'au contraire il est appliqué en couche épaisse, il prend beaucoup de place dans la bouche, et devient plus lourd même que les métaux. Cependant, comme il est moins altérable que l'hippopotame, comme on peut lui donner une couleur rose imitant celle des gencives naturelles, comme on peut rendre ses bords aussi épais qu'on le désire, on peut l'employer avec avantage dans certains cas, par exemple, pour faire la pièce inférieure des dentiers complets, et combler les grands vides produits par des pertes énormes de gencives.

C'est la substance que les dentistes de bas étage emploient de préférence, parce qu'elle est d'un prix relativement modique; parce que, même mal travaillée, elle a encore une apparence presque convenable; parce qu'enfin il faut peu de temps pour en faire une pièce d'un aspect passable. Telle est la raison de ces bons marchés fabuleux que l'on affiche partout.

Mais que l'on ne s'y trompe pas : le caoutchouc mal travaillé forme les plus mauvaises de toutes les montures, et l'on ne saurait trop s'élever contre l'abus que l'on en fait.

Une pièce en caoutchouc, pour être bien conditionnée, demande tout autant et souvent plus de soins que n'importe quelle pièce, et par conséquent il est impossible de la livrer à bas prix. Ce qui fait la valeur d'une pièce, c'est bien moins la matière qu'elle contient, que le talent de celui qui l'a combinée, le temps et le travail de celui qui l'a faite, et mieux encore les services qu'elle est appelée à rendre.

Hippopotame. — L'hippopotame employé comme

monture a les mêmes inconvénients, cependant un peu moindres, que lorsqu'il sert à faire des fausses dents. Mais c'est une substance fort agréable pour les personnes qui ne regardent pas à renouveler leurs dentiers de temps en temps. Elle est légère, très-facilement mouillée par la salive, et par conséquent très-adhérente à la muqueuse, d'un contact fort doux, et par cela même utile aux personnes qui ont la bouche délicate et sensible. D'ailleurs, comme pour faire des montures on l'emploie en masse un peu plus épaisse que pour faire les dents, elle a moins de tendance à s'altérer.

En la faisant servir de monture aux dents humaines, on obtient des appareils très-jolis, très-commodes, et qui ne pêchent que par leur peu de durée.

Systèmes employés pour fixer dans la bouche les fausses dents.

Il existe plusieurs systèmes pour fixer dans la bouche les fausses dents. Chacun de ces systèmes a ses partisans et ses détracteurs, et c'est surtout cette partie de la prothèse dentaire qui a servi de thème à tous les charlatans. « Les dents à pivot, crient les uns, sont insupportables ! » « Les dents à crochet perdent les bonnes dents, » disent les autres.... En réalité il n'y a que ces exagérations de mauvaises, et chaque système a ses avantages et ses défauts, suivant la manière dont on l'applique.

Ces systèmes sont :

Les dents à pivot,

Les dents à crochets,

Les pièces à succion,

Et enfin les pièces à ressorts.

Dents à pivot. — Une dent à pivot est une dent artificielle garnie d'une tige d'or, de platine ou de bois destinée à être assujétie à la racine de la dent à remplacer.

Lorsque les racines sont saines, qu'il n'y a pas de suintement par leur canal dentaire, c'est un excellent système que les dents à pivot pour remplacer les dents antérieures.

Tous les accidents qui sont arrivés ou arrivent encore à la suite de la pose des dents à pivot tiennent à l'impéritie du dentiste qui n'a pas su discerner les cas où il y avait possibilité et avantage à employer ce système.

Nous connaissons des personnes qui ont des dents à pivot depuis quinze et même vingt ans, et qui n'en ont jamais éprouvé le moindre accident. Elles ont même fini par oublier qu'elles avaient de fausses dents.

Il n'en aurait certainement pas été ainsi si les racines, où ces fausses dents sont implantées, avaient été molles, humides, si un suintement continuel s'était opéré par leur canal dentaire; si enfin leur périoste alvéolo-dentaire avait été atteint d'inflammation chronique.

Dans ces cas, en effet, les pivots entraînent fluxions

sur fluxions, abcès sur abcès, et enfin produisent des fistules qui ne se guérissent que par l'extraction des racines.

Mais alors on conçoit que ce n'est pas le système qui est vicieux, et que ce qui manque c'est l'opportunité de son application.

Les pivots sont encore un excellent moyen de maintenir des pièces partielles de deux, quatre et même six dents, lorsque ces dents sont montées sur des bandeaux légers en or ou en platine. Deux pivots, en ces cas, suffisent parfaitement pour fixer solidement la pièce; la seule question importante est qu'ils soient implantés dans de bonnes racines.

Dents à crochets. — Les dents à crochets sont maintenues par des anneaux d'or embrassant le collet des dents voisines qui leur servent de point d'attache. Le système des dents à crochets a été tellement déprécié de nos jours par les fauteurs de systèmes soi-disant nouveaux, qu'il n'est pas rare qu'un client se présente chez le dentiste, et lui dise de prime-abord : «Monsieur, je voudrais me faire poser des fausses dents, mais je ne les veux pas à crochets, cela pourrait me faire perdre les bonnes dents qui me restent, comme cela est arrivé à plusieurs de mes amis.» Et cependant, dans ce système, il y a à côté d'inconvénients plus ou moins marqués de sérieux avantages.

Il est évident que, si l'on remplace une dent antérieure perdue par une dent artificielle maintenue aux dents voisines par des crochets enveloppant leur collet, crochets que l'on est obligé, dans ce cas, de faire ronds et minces, afin qu'ils ne sautent pas aux yeux; il est évident, disons-nous, que le collet de ces dents est bientôt limé, rongé et altéré par ces crochets. De plus, ces dents s'ébranlent peu à peu, se déchaussent sous l'influence des crochets, s'allongent et bientôt tombent à leur tour, de sorte qu'au lieu d'une seule dent il y en a bientôt trois de perdues.

Mais à quelle cause faut-il attribuer ce résultat, aux crochets eux-mêmes, ou à la manière dont ils ont été appliqués?

Si, au lieu de faire tenir cette dent par des crochets minces et ronds aux deux dents voisines, qui n'ont qu'une racine, et par conséquent sont faciles à ébranler, on va chercher un point d'appui plus large, plus résistant sur des molaires robustes; si, au lieu de crochets ronds et déliés on se sert, pour s'appuyer sur ces molaires, d'anneaux non fermés, plats, larges, emboîtant parfaitement leur couronne, on n'a pas à redouter la perte de ces dents, et de plus on n'altère pas les dents voisines de la dent remplacée, puisqu'on ne les touche pas. C'est donc encore dans ce cas l'application du procédé qui peut pécher, mais non le système lui-même.

Pièces à succion. — Si les détracteurs des pièces à crochets ne les rejetaient de leur pratique qu'à cause de leurs défauts, il n'y aurait rien à dire; mais, malheureusement, pour l'honnêteté de certains confrères, ce n'est pas là qu'est le motif de ce dénigrement.

Un système non nouveau, mais remis en vogue et perfectionné dans ces dernières années, a envahi la prothèse dentaire. Ce système, qui est à l'abri de tout reproche dans certains cas bien définis, prête son nom à une foule de procédés plus ou moins ingénieux et permet à certains praticiens d'abuser de la bonne foi de leurs clients en leur faisant croire que les fausses dents, par ce nouveau procédé, tiennent seules.

Ce système c'est la pièce à succion.

Le principe de ce système est que, si l'on fait le vide sous une plaque bien ajustée sur le palais, entre la muqueuse et cette plaque, au moyen d'une aspiration que l'on opère par un mouvement de succion, *la pression atmosphérique* fait adhérer assez fortement cette plaque au palais, pour que l'on ait quelquefois de la difficulté à la détacher (1).

Ce système est facilement applicable et peut rendre de grands services, mais seulement aux conditions suivantes :

Il faut qu'il ne reste que peu ou point de dents à la mâchoire supérieure ; que le rebord gencival soit assez saillant pour pouvoir être bien emboîté par les rebords de la plaque ; enfin, il faut que la plaque recouvre tout le palais ou du moins sa plus grande partie.

Mais, lorsqu'il reste beaucoup de dents, lorsque le rebord gencival est à peine sensible, lorsque la

---

(1) Une cavité que l'on ménage d'ailleurs quelquefois sous cette plaque, en l'empêchant de toucher dans une faible partie de sa surface à la muqueuse du palais, permet, par le vide que la succion y opère, de faire tenir la pièce plus solidement encore.

plaque est étroite et n'offre à l'action de la pression atmosphérique qu'une surface de peu d'éten-
due, alors l'application d'une pièce à succion donne
des résultats déplorables, ou bien même est tout à
fait impossible.

Seulement ce système de dents artificielles tenant seules sans crainte d'altération pour les dents
voisines était si séduisant pour le public ; son in-
contestable supériorité sur le système à crochets
sautait tellement aux yeux des plus incrédules, qu'il
a fallu trouver le moyen de l'appliquer toujours
et quand même, et *alors on s'est servi de rubriques
indignes pour l'exploiter.*

On a bien supprimé les crochets en or; mais on
a emboîté les dents restantes dans des anneaux
d'hippopotame ou de caoutchouc vulcanisé, et l'on
a osé proclamer que l'on ne se servait pas de crochets. Or, qu'est-ce donc que ces anneaux non métalliques, si ce n'est des crochets, et quel est le résultat de leur usage ? Et d'abord ils ne sont ni doux,
ni élastiques, puisque l'hippopotame et la vulcanité
sont rigides et forment des anneaux complets. Ils
s'usent rapidement par le frottement sur les dents
qu'ils emboîtent, et par suite les pièces qu'ils sup-
portent ne sont plus assujetties assez solidement
dans la bouche. Alors, pour remédier à cet incon-
vénient, on implante à la face interne de ces anneaux une ou plusieurs chevilles de bois destinées
à faire coin entre les dents qu'ils entourent et à
exercer sur elles une pression capable de fixer la
pièce quelque temps encore.

Mais ces chevilles qui éloignent en s'intercalant entre elles l'anneau de la pièce de la face externe de la dent, produisent un large espace où se déposent à chaque repas des aliments qui s'y putréfient et finissent par altérer la dent. La cheville elle-même qui n'a jamais une grande surface finit par se faire une place dans la couronne, à l'endroit où elle la presse et contribue à la carier, de sorte que les dents qui devraient être protégées par ces anneaux sont beaucoup plus exposées par leur présence que par celle des crochets métalliques appliqués convenablement.

Et voilà ce que certains dentistes appellent des pièces tenant seules : « *par la succion, par la pression atmosphérique* », ne craignent pas de dire les plus éhontés ; « *par la pression* » disent simplement les plus adroits, ceux qui, lorsqu'on les met au pied du mur, affirment que c'est bien par la pression..... mais par la pression sur les autres dents..... Voilà ce que l'on fait croire au public !

Dentiers à ressorts. — Lorsqu'il ne reste pas de dents à la mâchoire supérieure, ou lorsqu'il ne reste pas de dents capables de donner un point d'appui suffisant à une pièce à crochets ; lorsque le système à succion n'est pas applicable ; lorsqu'enfin le dentiste croit le cas opportun, il emploie la pièce à ressorts.

Ces ressorts prennent leur point d'appui, d'une part, sur une pièce artificielle adaptée à la mâchoire inférieure, et d'autre part, sur la pièce destinée à la mâchoire supérieure. Ce sont eux qui, par leur pression douce et continue, maintiennent cette dernière contre le palais et empêchent qu'elle ne tombe dans les mouvements exécutés pour parler ou pour mastiquer.

Ces ressorts ont été attaqués de toutes les manières. Ils sont coupables de léser les gencives et les joues, de rendre les dentiers lourds, incommodes, durs dans leur contact avec la muqueuse, de provoquer de l'inflammation, de déprimer le rebord gencival, etc. Et cependant que de services ils rendent tous les jours à ceux qui sont accoutumés à leur usage!

Ils sont d'ailleurs la dernière ressource des personnes qui ne peuvent pas porter de pièces à succion et qui sans leur secours devraient se passer de dents.

Pourquoi alors leur faire une guerre acharnée, puisqu'il est bien démontré que dans beaucoup de circonstances ils sont absolument nécessaires?

De deux maux il vaut encore mieux accepter le moindre; et certainement, il est préférable de porter un dentier à ressorts qui supplée parfaitement à la perte des dents que de laisser l'aspect du visage et la santé se détériorer par l'absence d'organes aussi précieux!

LE BON SENS

EN

PROTHÈSE DENTAIRE

RÈGLES GÉNÉRALES.

Nous venons de tracer rapidement l'histoire des divers systèmes de prothèse, et nous avons essayé de mettre nos lecteurs en garde contre tous les mensonges distribués ou affichés, dont le plus grand tort est de nuire non pas seulement à notre profession, mais aux patients qui en sont les victimes. Il nous reste maintenant à indiquer les règles générales que tout dentiste consciencieux doit suivre pour pratiquer la prothèse, et dans cette étude nous ne prendrons pour guide que le *simple bon sens*. Quelques exemples suffiront pour bien faire comprendre notre pensée.

1° Une personne se présente chez le dentiste pour se faire poser une fausse dent. Il lui manque une grande incisive dont la couronne a été détruite soit par un choc, soit par la carie, et dont il ne reste que la racine. Le premier soin du dentiste doit être d'examiner si cette racine est encore saine et capable de supporter un pivot, s'il n'y a pas de suintement qui s'opère par le canal dentaire, s'il n'y a pas de fistule à l'extrémité de cette racine, enfin si toutes les conditions sont propices à la pose d'une dent à pivot. Si le résultat de cet examen est que ce système, dans ce cas, est le meilleur, le dentiste nettoie et équarrit le canal dentaire de la racine. Mais il fait cette opération très-délicatement, de manière à ne pas agacer le périoste alvéolo-dentaire, ce qui pourrait entraîner des douleurs aiguës, du gonflement des gencives et tous les accidents qui surviennent en pareil cas. Une fois cette opération faite, il prépare ou fait préparer la dent artificielle et la fixe à la racine.

Maintenant, qu'au lieu d'une seule dent à remplacer, il y en ait deux, trois ou six, réunies et montées sur un bandeau unique qui devra être fixé à la mâchoire par un ou deux pivots, les précautions à prendre et la manière d'opérer sont toujours les mêmes.

2° Mais la racine est mauvaise, profondément altérée ; son canal dentaire est humide et rempli de détritus en putréfaction ; cette racine même, trop altérée, a été extraite ou doit l'être pour la santé de la bouche ; alors il faut avoir recours à la pièce à crochets.

Le dentiste examine, parmi les molaires, celles qui se prêtent le mieux à l'application de ces crochets, et combine son appareil de manière à ne pas léser les dents antérieures voisines de la dent à remplacer. Il donne tous ses soins à la fabrication de la plaque et des crochets, dont la perfection est si nécessaire au succès de l'opération.

Le client ne voit, lui, que la dent qu'on lui pose.

Ce qui l'occupe, avant tout, c'est la nuance de l'émail, l'ajustement à la gencive, la manière dont la nouvelle dent s'harmonise avec les voisines. Mais le dentiste, tout en ne négligeant pas ces détails, doit s'occuper plus minutieusemunt peut-être des parties de l'appareil qui doivent être cachées et dont dépend la solidité et le bon usage de la fausse dent. Ces parties si essentielles sont la plaque et les crochets.

Dans les pièces composées de plusieurs dents, la plaque doit être en métal, or ou platine, et d'autant plus grande qu'il reste moins de racines dans la bouche, de manière à ce qu'elle puisse résister, par une grande surface, à la pression opérée par la mastication. Pour les pièces d'une seule dent, comme pour celles de plusieurs, les crochets doivent être en or platiné (or allié au platine), plats, libres par leurs extrémités, c'est-à-dire soudés seulement à la plaque par une faible portion de leur circonférence et par conséquent élastiques; enfin ils doivent glisser facilement sur les dents qn'ils emboîtent, de manière à permettre tous les soins de propreté possibles. Quant aux crochets ou anneaux d'hippopotame et de vulcanite, il faut les éviter pour les motifs que nous avons indiqués plus haut.

3° Une personne n'a plus de dents à la mâchoire supérieure. Elle en a conservé assez à la mâchoire inférieure pour qu'il ne soit nécessaire d'en poser qu'à la supérieure, et il s'agit de lui faire une pièce à succion. Le dentiste examine la forme du palais pour se rendre compte de l'opportunité de ce système.

Si le palais est un peu creux et charnu, si son rebord gencival est prononcé, et s'il y a une distance suffisante entre le bord saillant de la gencive et l'endroit où cette gencive s'unit à la joue; si enfin ce palais se prête à un emboîtement facile et suffisant, rien n'est plus aisé que de lui adapter un de ces appareils qui tiennent par l'action de la pression atmosphérique.

Si, au contraire, le palais est plat et osseux; si le rebord gencival existe à peine ou même n'existe pas; si le palais se continue immédiatement avec la joue, sans qu'il y ait entre ces deux parties un sillon profond, alors il ne faut pas même essayer le système à succion; car le patient n'en éprouverait certainement que des inconvénients, quelque bon vouloir qu'il mît à s'y accoutumer.

Le système à ressorts est dans ce cas la seule ressource. Il est à remarquer que plus une pièce à succion est grande, mieux elle tient, mieux elle adhère au palais. Il est même presque nécessaire qu'elle le couvre dans ses trois quarts au moins. Les pièces à succion de petites dimensions, quelque bien faites qu'elles soient, sont toujours exposées à basculer pendant les efforts de la mastication, et souvent même ne tiennent pas du tout; il vaut donc mieux ne pas les employer.

4° Les ressorts destinés à maintenir une pièce

artificielle à la mâchoire supérieure impliquent toujours l'existence d'une seconde pièce à la mâchoire inférieure, pièce qui leur sert de point d'appui.

Les ressorts agissent en pressant d'une manière douce, mais continue, d'une part, sur le dentier inférieur qu'ils appliquent sur le maxillaire inférieur, et d'autre part sur le dentier supérieur qu'ils fixent au palais.

Lorsque ces ressorts sont bien élastiques, et lorsqu'ils sont convenablement posés, le patient s'accoutume souvent plus facilement à leur usage qu'à celui de la pièce à succion, appliquée même dans de bonnes conditions. Ils ont même un avantage qui a bien son prix, c'est d'éviter au patient ces mouvements désagréables de succion qu'exigent fréquemment les dentiers sans ressorts, mouvements qui contractent les muscles du visage et qui indiquent clairement que l'on est porteur de fausses dents.

Les considérations que nous venons d'indiquer sur le choix d'un système, d'après la forme de la bouche, ont besoin d'être complétées par quelques développements sur le choix des substances que le dentiste doit employer. En effet, l'altérabilité de ces substances, leur mode de contact avec la muqueuse, et enfin leur plus ou moins d'aptitude à la mastication, sont des conditions qui rendent ce choix parfois fort difficile. Nous allons passer rapidement en revue ces trois conditions.

Altérabilité des substances. — Les matières les moins altérables dans la bouche sont en première ligne les métaux (or et platine) et les pâtes minérales, puis le caoutchouc vulcanisé, et enfin les dents naturelles et l'hippopotame. Pour que l'or et le platine soient inaltérables, il est de toute nécessité que le platine soit pur et que l'or soit au titre légal. Malheureusement, la loi n'exige pas ce titre pour notre profession, et c'est la conscience du dentiste qui, à ce point de vue, est la seule garantie du client. La vulcanite, que l'on croit inaltérable, ne l'est cependant pas entièrement; mais elle est plus durable que les dents naturelles et l'hippopotame, qui s'altèrent parfois très-rapidement, alors surtout que les liquides de la bouche sont très-acides.

Contact de ces substances avec la muqueuse. — L'hippopotame, avant qu'il ne soit altéré, est certainement la substance la plus douce dans son contact avec la muqueuse; puis viennent les métaux et la vulcanite. Cependant, pour les métaux et la vulcanite, nous ferons une distinction, suivant qu'on les applique à la mâchoire supérieure ou à la mâchoire inférieure.

A la mâchoire supérieure, les métaux sont toujours bien tolérés et ont même des avantages sur les autres genres de montures. En général, ils forment des plaques peu épaisses dont le peu de volume n'empêche pas les mouvements de la langue pendant l'exercice de la parole et la mastication.

Ils sont facilement mouillés par la salive qui s'attache à eux et les fait adhérer solidement à la muqueuse. Le caoutchouc, au contraire, ainsi que nous l'avons dit plus haut, n'est pas tout d'abord mouillé par les liquides buccaux et est bien moins adhérent. D'un autre côté, il a besoin pour être solide d'être employé en assez grande épaisseur, et alors il devient gênant.

A la mâchoire inférieure, il n'en est plus de même; les métaux ont des bords trop minces, trop coupants, pour pouvoir être portés sans qu'il s'ensuive, surtout dans les premiers temps, de l'irritation, des écorchures même, et il vaut mieux avoir recours à la vulcanite dont on peut rendre les bords aussi épais qu'on le désire, et par conséquent moins aptes à blesser la gencive. C'est alors qu'elle rend de grands services, car elle joint à son peu d'altérabilité l'avantage de pouvoir remplacer des pertes de chair parfois énormes.

Aptitude à la mastication. — Pour la mastication, les meilleures dents sont les dents humaines. Assez résistantes pour bien broyer les aliments pendant tout le temps qu'elles conservent leur émail, elles ne le sont pas assez pour produire le bruit que provoque le choc des dents minérales les unes sur les autres. Cependant, lorsque l'on est accoutumé à ces dernières, elles servent parfaitement à la mastication.

Quant aux dents d'hippopotame, comme elles n'ont pas d'émail, elles ne peuvent bien triturer les aliments que pendant fort peu de temps. D'ailleurs, les tubercules qu'on sculpte à leur surface s'émoussent vite par l'usure, et alors les aliments ne sont plus que pressés entre les dents d'hippopotame, mais non broyés.

CONCLUSION.

De toutes ces considérations nous pouvons conclure :

1° Qu'en prothèse dentaire la bonne qualité des systèmes dépend des individualités, et que le même système ne peut pas être le meilleur pour tout le monde;

2° Que la sensibilité du patient, que l'état de sa bouche, que sa santé générale même sont des conditions avec lesquelles il faut compter pour le choix des systèmes ou substances à employer, et que, sans la connaissance de ces conditions, il est impossible de combiner un appareil convenable;

3° Que tous ceux qui préconisent tel ou tel système à l'exclusion de tous les autres sont des ignorants ou des charlatans contre lesquels il faut se tenir en garde ;

4° Qu'enfin, pour être habile en cet art si délicat et si difficile, et par conséquent pour être digne de la confiance publique, il faut avoir fait des études sérieuses, posséder des connaissances profondes en mécanique, et être avant tout médecin loyal et consciencieux.

TABLE DES MATIÈRES.

Paris. — A. PARENT, Imprimeur de la Faculté de Médecine, rue Monsieur-le-Prince, 3r.

www.ingramcontent.com/pod-product-compliance
Ingram Content Group UK Ltd.
Pitfield, Milton Keynes, MK11 3LW, UK
UKHW022347120726
13694UKWH00004B/1739